DES FRICTIONS ET DU MASSAGE

DANS LE TRAITEMENT

DES

ENTORSES DE L'HOMME

Mémoire présenté

A L'ACADÉMIE DES SCIENCES EN NOVEMBRE 1857,
ET A L'ACADÉMIE DE MÉDECINE EN NOVEMBRE 1859,

PAR

T. GIRARD,

Vétérinaire en 1er de la Garde de Paris,
Chevalier de la Légion d'Honneur.

PARIS.

RIGNOUX, IMPRIMEUR DE LA FACULTÉ DE MÉDECINE.
rue Monsieur-le-Prince, 31.

1861

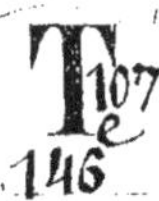

DES FRICTIONS ET DU MASSAGE

DANS LE TRAITEMENT

DES

ENTORSES DE L'HOMME

Mémoire présenté

A L'ACADÉMIE DES SCIENCES EN NOVEMBRE 1857,
ET A L'ACADÉMIE DE MÉDECINE EN NOVEMBRE 1859,

PAR

T. GIRARD,

Vétérinaire en 1er de la Garde de Paris,
Chevalier de la Légion d'Honneur.

————— ·❦◎❦· —————

PARIS.

RIGNOUX, IMPRIMEUR DE LA FACULTÉ DE MÉDECINE,
rue Monsieur-le-Prince, 31.

—

1861

LECTURE FAITE A L'ACADÉMIE DE MÉDECINE.

MESSIEURS,

J'ai l'honneur de soumettre aujourd'hui à la haute appréciation de l'Académie impériale de Médecine un mémoire dans lequel je fais connaître les résultats que j'ai obtenus personnellement par l'application au traitement des entorses de l'homme de la méthode des frictions et du massage. Ayant eu l'occasion, dans les nombreuses pérégrinations que comporte l'état militaire, de voir un jour un homme étranger à l'art de guérir exercer ses manipulations sur le pied d'un de mes amis, affecté d'une entorse grave, et le guérir comme par enchantement, j'ai acquis la conviction que les rebouteurs de profession étaient en possession d'un moyen véritablement chirurgical, en prenant ce mot dans toute la pureté de son acception étymologique; que ce moyen, légué sans doute aux praticiens de bas étage par une tradition primitive, et consacré entre leurs mains par d'incontestables succès, avait été à tort répudié depuis trop longtemps par la pratique des médecins, et qu'en conséquence, l'humanité recueillerait de grands avantages, si ce moyen, aujourd'hui frappé d'une injuste désuétude, était restitué à l'art de guérir et rentrait dans la pratique commune, au lieu d'être abandonné aux mains de ceux qui l'exploitent trop souvent, je dois le dire, avec un excès de brutalité que ne comporte pas son application.

Dès lors je me suis proposé pour but d'étudier pratiquement cette méthode oubliée et d'en faire la divulgation, si les résultats qu'elle me donnerait venaient confirmer l'idée que j'en avais conçue d'après le fait unique, mais véritablement merveilleux, que le hasard m'avait mis à même d'observer.

C'est cette intention que je réalise aujourd'hui, en soumettant à l'Académie les résultats des nombreuses expériences auxquelles je me suis livré.

Je n'ai pris cette détermination qu'après avoir acquis la conviction, aujourd'hui inébranlable, que la méthode de traitement des entorses par les frictions et le massage a sur toutes celles que la science conseille et que la pratique applique journellement la plus incontestable des supériorités. Elle réalise à la lettre les prescriptions de l'ancien aphorisme qui résume toutes les règles de la thérapeutique chirurgicale: *Tuto, cito, et jucunde.* Et en effet, par l'application des frictions et du massage, la guérison des entorses, même de celles qui revêtent les caractères d'une gravité extrême, s'obtient, dans le plus grand nombre des cas, avec une *sûreté* qui étonnera sans aucun doute ceux qui n'auront pas vu la méthode à l'œuvre, mais qui, bien qu'étonnante, n'en est pas moins réelle; avec une *promptitude* qui tient du prodige; et enfin *sans douleur*, lorsqu'on sait en faire une application rationnelle.

J'ai la conviction, Messieurs, qu'un grand nombre de personnes qui m'écoutent en ce moment m'accusent intérieurement de recourir à un langage par trop hyperbolique, et cependant il n'en est rien; je n'exprime ici que la pure vérité.

Mais, comme a dit le poëte :

Le vrai peut quelquefois n'être pas vraisemblable.

C'est le cas sans doute, dans cette circonstance, et c'est pour le rendre vraisemblable aux yeux de tous, comme il l'est aux miens, que j'ai demandé à l'Académie de vouloir bien aujourd'hui m'accorder quelques moments de sa bienveillante attention. Ne voulant pas en abuser, je ne ferai pas la lecture *in extenso* du mémoire que je dépose sur son bureau. Je vais dire seulement en quelques mots en quoi consiste la méthode des frictions et du massage, telle que je la pratique; car je n'ai pas imité servilement ce que j'ai vu faire, j'ai essayé de faire mieux; puis je communiquerai seulement quelques-unes des observations qui témoignent de la bonté de cette méthode (1).

Tel est, Messieurs, l'exposé de la méthode que j'applique au traitement des entorses.

Que l'Académie me permette maintenant de lui faire le récit de quelques faits. Mieux que de longs commentaires, ils donneront la démonstration de la bonté de cette méthode et des bénéfices que la pratique de l'art véritable saura en obtenir, lorsqu'elle se généralisera et qu'elle ne sera plus comme aujourd'hui l'apanage presque exclusif des rebouteurs de profession.

Je raconterai d'abord le fait qui m'a inspiré la pensée des études pratiques auxquelles je me suis livré et dont je vous rends compte aujourd'hui.

Je borne ici mes citations; elles suffiront, je pense, sinon pour faire partager aujourd'hui à tout le monde mes convictions, au moins pour fixer sérieusement l'attention des chirurgiens sur une méthode thérapeutique qui peut être considérée comme la réalisation de l'idéal de l'art, puisqu'elle n'impose pas d'autres obligations, pour procurer une guérison assurée d'une maladie souvent redoutable, que la simple application des mains de l'homme de l'art sur la région souffrante.

Maintenant, Messieurs, en vous faisant cette communication, je dois déclarer que je n'aspire nullement au titre d'inventeur. Le rôle que je me suis

____

(1) Voir le mémoire ci-après.

proposé et que je viens d'essayer de remplir est beaucoup plus modeste : c'est celui de propagateur d'une chose bonne, utile, mais méconnue, qui est restée jusqu'aujourd'hui dans le domaine presque exclusif de la pratique empirique ; et encore dois-je dire que je ne suis pas le seul qui ait essayé cette divulgation. J'ai relaté dans mon travail les auteurs qui ont parlé de l'application des frictions et du massage au traitement des entorses, tels que MM. Nélaton, Bonnet (de Lyon), les auteurs du *Compendium de chirurgie pratique*, M. Lebâtard, etc.

Mais, malgré ces quelques efforts, tentés jusqu'à présent pour réhabiliter la méthode thérapeutique dont je viens de parler, il est certain qu'elle n'occupe pas encore dans la pratique de l'art la place qu'elle devrait avoir. Pourquoi cela ? Peut-être parce que ceux qui en ont traité n'étaient pas animés d'une foi assez ardente. C'est parce que je sens en moi cette foi profonde qui m'a été inculquée par l'observation répétée d'un grand nombre de faits toujours semblables, que j'ai osé venir vous faire la communication que vous venez d'entendre.

Mais je sais qu'en pareilles matières, il faut des actions bien plus que des paroles ; aussi je termine en priant instamment la commission (1) à laquelle, sans doute, mon travail va être renvoyé, de vouloir bien me mettre à l'œuvre, devant elle,

---

(1) Cette commission a été nommée ; elle se compose de MM. Nélaton, Malgaigne et H. Bouley.

dans les hôpitaux civils et militaires, et je me fais fort de démontrer que je n'ai pas avancé une seule assertion qui ne soit vraie.

DES FRICTIONS ET DU MASSAGE

DANS LE TRAITEMENT

DES

ENTORSES DE L'HOMME,

PRÉSENTÉ A L'ACADÉMIE DES SCIENCES EN NOVEMBRE 1857,
ET A L'ACADÉMIE DE MÉDECINE EN NOVEMBRE 1859.

L'*entorse,* vulgairement foulure, qui serait, suivant quelques auteurs, une luxation incomplète d'une articulation ginglymoïdale, et selon d'autres, un tiraillement plus ou moins considérable des ligaments et des autres tissus fibreux qui affermissent les articulations, est une affection très-fréquente, dont les suites peuvent être des plus graves, même quand elle ne nécessite pas l'amputation.

Pour mieux en faire ressortir les funestes conséquences et prouver l'importance qu'on y attache généralement, nous emprunterons les citations suivantes au mémoire présenté à l'Académie de Médecine par un de nos plus habiles chirurgiens, M. Baudens.

« Sur un chiffre de 78 amputations de jambe ou de pied,
« 60 avaient pour origine une entorse, 18 seulement étaient
« étrangères à cette cause.

« En 1848, le Conseil de santé adressait au Ministre de la
« guerre une lettre contenant les réflexions suivantes :

« En de nombreuses circonstances, les entorses éprouvées
« dans les événements de guerre ou dans un service com-
« mandé, entorses qui, dans les premiers moments, avaient

«paru n'avoir que peu de gravité, ont plus tard nécessité un
«long séjour dans les hôpitaux, et enfin rendu nécessaire
«de recourir à l'amputation d'un membre, pour conserver
«la vie des militaires qui les avaient éprouvées, et les docu-
«ments produits ont fait connaître que, dans la plupart des
«cas, les militaires n'avaient point été, aussitôt après l'acci-
«dent, transportés dans les infirmeries, ou qu'ils avaient trop
«promptement repris leur service.

«Ces fâcheux résultats ont le double et regrettable effet
«d'affaiblir l'armée et de grever le trésor de l'État de pen-
«sions auxquelles l'impossibilité où sont les militaires de
«pourvoir à leur subsistance leur ouvre des droits.

«Saisi à son tour, par le Ministre de la guerre, de l'exa-
«men de cette importante question, le Conseil de santé des
«armées s'empresse de rappeler aux chirurgiens militaires
«les moyens de traitement consacrés par l'expérience, et
«disons-le, ajoute M. Baudens, sans que les sages conseils
«donnés aient produit les bons effets qu'on pouvait en at-
«tendre.»

Si maintenant nous passons en revue les différents ou-
vrages qui traitent de ce genre d'affection, nous trouvons
que le traitement des entorses ne varie guère entre les répercussifs, les réfrigérants plus ou moins prolongés, et les
antiphlogistiques, suivant la période d'inflammation.

C'est ce que nous allons chercher à démontrer, en expo-
sant rapidement les moyens préconisés par des célébrités
médicales.

D'après Boyer, «l'eau froide pendant plusieurs heures
«convient; quand l'entorse est grave, il faut saigner le
«malade, et appliquer sur les parties affectées des topiques
«émollients, anodins : il est dangereux, ajoute-t-il, de l'em-
«ployer chez les femmes réglées ou sur le point de l'être, et

«chez les personnes délicates ou sujettes à l'hémoptysie»
(*Traité des maladies chirurgicales* , t. VI, p. 12).

A la page 517 du tome VI du *Dictionnaire abrégé des
sciences médicales* , il est dit :

«L'immersion du pied dans un grand vase rempli d'eau
«froide doit être prolongée pendant deux ou trois heures.
«Il faut renouveler l'eau à mesure qu'elle s'échauffe ; on y
«ajoute incessamment de nouvelles quantités de glace.

«L'application prolongée des substances émollientes ne
«présente jamais d'inconvénients, tandis que l'usage pré-
«maturé des excitants peut entretenir la phlogose à l'état
«chronique, et donner une cause puissante d'accidents con-
«sécutifs très-graves. Il ne faut pas oublier que la plupart
«des désorganisations articulaires reconnaissent pour prin-
«cipe des entorses mal traitées et mal guéries. »

MM. Roche et Sanson (*Pathologie chirurgicale* , t. IV)
conseillent l'immersion du pied pendant plusieurs heures
dans l'eau froide, au moment même où une entorse est pro-
duite ; plus tard ce moyen, disent-ils, ne convient plus,
il vaut mieux recourir aux saignées générales et locales,
qu'on peut employer dès le début.

Lisfranc pensait que l'eau froide peut avoir des inconvénients chez les personnes disposées à la phthisie, et chez les
individus très-nerveux ; il prescrivait de ne l'employer que
dans l'entorse récente, et pendant cinq ou six heures seulement (*Gazette des hôpitaux*, 1844, n° 120).

M. Poullain publie dans le *Journal de médecine de Lyon*
un mémoire sur le traitement de l'entorse par le bain de
pied froid.

Ce moyen doit, dit-il, être employé immédiatement après
l'accident, trois, quatre, six et même douze heures ; plus
tard on peut encore y recourir, mais avec moins de chance
de succès.

M. Nélaton (*Éléments de pathologie chirurgicale*, t. II, p. 152) conseille les répercussifs, les irrigations d'eau froide, les lotions avec l'eau de Goulard, l'alcool camphré.

M. Bonnet conseille, après les irrigations froides, des cataplasmes de pulpe de pomme de terre crue, que l'on renouvelle dès qu'ils s'échauffent.

La compression, avant que le gonflement ait acquis un grand développement, arme dangereuse, ajoute-t-il, dans des mains inhabiles.

Si le gonflement et l'inflammation avaient envahi l'articulation, il faudrait renoncer aux réfrigérants, aux répercussifs et à la compression.

C'est alors que, comme dans les cas d'arthrite traumatique, on emploierait avec avantage les sangsues en grand nombre autour de l'articulation, combinées avec les émissions sanguines générales ; si la réaction inflammatoire était intense, des cataplasmes ou des lotions émollientes seraient en outre employés localement.

M. Larrey dit, au sujet des bains d'eau froide prolongés, « qu'on expose le membre à être frappé de gangrène ou de « sphacèle, surtout si l'accident date de quelques heures, si « la chaleur et l'engorgement se sont développés dans l'arti-« culation, et si l'on se trouve dans une saison froide » (*Clinique chirurgicale*, t. III, p. 289).

Ici nous revenons au mémoire de M. Baudens, lequel, sans exclure entièrement la saignée, qu'il pratique dans certaines circonstances, conjointement avec l'administration des purgatifs salins, y réfute, par des faits nombreux, les inconvénients que des médecins attribuent à l'immersion longtemps continuée, et proscrit, comme essentiellement nuisibles, les sangsues, les cataplasmes ; et tous les émollients en général.

Le fond de son traitement consiste dans les bains d'eau froide prolongés, même pendant quinze jours, sans qu'il ait eu à constater un seul accident.

Voici du reste les résultats qu'il a obtenus par cette immersion prolongée, quels que soient le tempérament et les conditions de santé du malade :

«Sur 39 cas d'entorses, 6 malades ont conservé le pied «dans l'eau pendant cinq jours de suite et sans inconvé- «nient; 4 pendant sept jours, 7 pendant huit jours, 5 pen- «dant neuf jours, 8 pendant dix jours, 3 pendant onze «jours, 4 pendant douze jours, 1 pendant dix jours, 1 pen- «dant quinze jours.»

Plus loin il ajoute : «L'immersion prolongée nous a «permis de traiter depuis vingt-deux ans des centaines d'en- «torses, sans jamais avoir eu à déplorer un seul cas de gan- «grène, même partielle.» Toutefois il indique les indices de la limite thérapeutique du froid.

Avant l'immersion du pied, M. Baudens applique un bandage légèrement contentif, étendu de la racine des orteils à 3 ou 4 centimètres environ au-dessus des malléoles, ce bandage ayant pour effet de favoriser la résolution et de conserver la partie dans un état de fraîcheur permanente. On devra l'enlever s'il y a étranglement, en ayant toutefois la précaution de replonger le pied dans l'eau froide.

Par ce traitement, M. Baudens est arrivé à réduire les amputations de 4 à 1, et voici quelle a été la durée de ce traitement et les résultats statistiques sur un chiffre de 500 malades atteints d'entorses à des degrés variables : 104 ont été guéris du douzième au vingtième jour, 80 du quarantième au cinquantième jour; 30 n'ont été guéris qu'au bout de deux mois; sur 26 entorses compliquées de fracture de l'une des malléoles, 16 fois la guérison n'a été obtenue qu'après un traitement de trois mois, et un repos de deux autres mois; les 10 autres faits de guérison n'ont eu lieu qu'avec ankylose partielle de l'articulation tibio-tarsienne, sans que les eaux thermales de Bourbonne aient pu rendre à cette articulation l'entière liberté des mouvements.

Nous ne nous permettrons point de commenter les opinions des savants justement honorés, que nous venons de citer, sur les traitements qu'ils ont préconisés, bien que cependant plusieurs soient contradictoires; seulement nous emprunterons encore à M. Baudens la citation suivante, qui tend à prouver que la thérapeutique de ces affections laisse beaucoup à désirer :

«Pour enrayer complétement, dit-il, l'inflammation trau-«matique, empêcher les réactions qui, de ce foyer, irradient «sur les grands centres de la vie, prévenir ainsi la fièvre, «avec céphalalgie, perte d'appétit, privation de sommeil; «en un mot, isoler le reste de l'économie afin qu'elle ne res-«sente aucune impression de toute lésion traumatique : ce «serait là résoudre un magnifique problème. C'est dans cette «voie nouvelle que le progrès doit nous conduire. »

Aussi est-ce dans ce but que nous avons étudié les effets des frictions et du massage dans le traitement des entorses.

Bien que nous ne revendiquions pas l'honneur de les avoir, le premier, mis en pratique, nous n'espérons pas moins qu'on nous saura gré des études que nous avons faites sur ce point, et d'avoir fait tous nos efforts pour exhumer un mode de traitement qui, depuis trop longtemps, est exploité par des hommes ignorants ou par un trop petit nombre de médecins.

Dans le *Compendium de chirurgie pratique*, publié par MM. A. Bérard, Denonvilliers et Gosselin, où la monographie de ces sortes d'affections est complète, il est dit :

« Lorsque les moyens indiqués par la science ont échoué,
«il reste encore une dernière ressource à tenter, c'est l'em-
«ploi des mouvements artificiels, des frictions, du massage,
«exercés sur les parties affectées, par la main du chirur-
«gien.

« Ces moyens sont restés longtemps concentrés entre les
«mains des charlatans, des rebouteurs et des rhabilleurs,
«qui en avaient conservé le monopole, et qui en obtenaient
«des résultats exaltés outre mesure par la reconnaissance et la
«crédulité publique. Il était digne de notre époque éclairée
«de découvrir ce qu'il pouvait y avoir de vrai au milieu de
«ces exagérations, créées par l'ignorance et propagées par
«l'intérêt. Les recherches de MM. Brulet, de Dijon,
«Magne, de Paris, Bonnet, de Lyon, ont appris qu'en effet
«les manœuvres des rebouteurs ont pu, dans certains cas,
«rendre de véritables services, de sorte qu'il est utile de les
«faire connaître, et d'en étudier le mode d'action et l'in-
«fluence.»

A l'exemple de M. Bonnet (*Maladies des articulations*,
t. I, p. 236), on distingue dans cette étude ce qui a trait
aux mouvements artificiels et ce qui se rapporte aux frictions méthodiques et au massage.

Fabrice d'Aquapendente conseille de faire des tractions,
et de s'assurer de la bonne position des surfaces articulaires,
par des mouvements de va-et-vient.

Dans son mémoire sur les entorses (*Mémoires et observations*, t. II, p. 492), Ribes insiste aussi sur la nécessité
d'imprimer aux articulations des pressions et des mouvements qui remettent en place les parties qu'on peut supposer
s'être éloignées de leur position normale. M. Bonnet recommande : 1° de faire exécuter successivement à l'articulation

malade les divers mouvements dont elle est susceptible dans l'état sain, en donnant à ces mouvements toute leur étendue naturelle ; 2° d'exercer, dans les cas où les mouvements seraient difficiles ou douloureux, les tractions et les pressions nécessaires pour qu'ils puissent s'assouplir.

Les frictions s'exercent en embrassant l'articulation malade des deux mains ; puis avec les pouces, on cherche les points les plus douloureux, et la direction qui suit la douleur. Après s'être assuré de ces deux faits, on frotte doucement avec les pouces sur le trajet des parties les plus sensibles, tantôt parallèlement au membre, tantôt en suivant les lignes divergentes. La friction devient graduellement plus énergique sans aller cependant jusqu'à l'enlèvement de l'épiderme.

La douleur s'accroît d'abord, et devient même quelquefois assez vive pour ne pouvoir pas être supportée. Si le malade est courageux ou si la douleur est tolérable, on continue et on prolonge les frictions ; on peut aussi en modérer la force et les cesser un instant, pour les reprendre ensuite.

La durée totale de l'opération varie, suivant les cas, entre une, trois ou quatre heures ; généralement on persiste jusqu'à cessation entière de toute douleur, c'est le cas le plus ordinaire ; quelquefois il faut y recourir pendant deux ou trois jours. Chez un petit nombre de sujets, on n'obtient de soulagement qu'après avoir recommencé jusqu'à cinq ou six fois.

Le massage diffère des frictions simples, en ce qu'il ne s'agit plus seulement de frottements avec pression legère, sur les parties les plus superficielles, mais bien de pressions plus ou moins fortes, exercées avec la paume des mains et les doigts réunis, pressions dont l'effet se transmet jusque dans la profondeur des membres, qui sont ainsi malaxés et comme pétris.

Ces diverses manœuvres peuvent être employées isolément ou réunies en une opération unique et complexe. M. Bonnet conseille, comme Fabrice d'Aquapendente et Ribes, les mouvements méthodiques imprimés aux articulations forcées, soit au moment de l'accident, soit dans les jours qui suivent. N'est-ce pas ainsi que deux célèbres chirurgiens anglais, Hey et Cooper, ont fait cesser instantanément les douleurs et l'impossibilité de marcher, rebelles à tout autre moyen de traitement, chez des individus affectés d'entorse du genou ?

Le même chirurgien regarde les frictions prolongées et le massage comme utiles dans toutes les entorses, mais particulièrement dans celles qui sont produites par les contractions musculaires, et qui occupent des articulations recouvertes par des masses charnues volumineuses. Enfin les observations des Drs Brulet et Magne nous montrent des guérisons solides obtenues avec une grande rapidité, et dans des cas d'entorse à tous les degrés et à toutes les périodes, par l'association des mouvements, des frictions et du massage.

Suivent les réflexions, savoir comment agissent ces manœuvres.

Pour nous, nous croyons à la première opinion émise. Ce serait qu'elles opèrent la diffusion des liquides épanchés ou infiltrés, et par suite le dégagement des parties affectées.

Quoi qu'il en soit, il n'en est pas moins constant que certaines de ces manipulations ont pour effet de prompts et d'heureux résultats. Seulement nous ferons observer que les fractions et les mouvements artificiels, toujours douloureux,

2

sont inutiles et quelquefois même dangereux dans les premiers temps de l'opération ; nous ne les employons, comme nous le dirons, qu'à titre d'épreuve, afin de nous assurer de la guérison complète, où pour nous rendre compte de certains désordres qu'il est souvent impossible de constater au moment de l'accident. Nous repoussons donc de toutes nos forces tous les moyens qui peuvent éveiller ou exalter la douleur.

M. Lebâtard, médecin à Paris, a livré à la publicité, en 1856, des faits intéressants qui prouvent également l'efficacité de certaines manipulations dans le traitement des entorses.

Le procédé qu'il indique, et dont la manœuvre, dit-il, lui appartient en toute propriété, se rapproche beaucoup de celui que nous avons vu employer par un rebouteur.

Ce procédé consiste à imprimer à l'articulation tibio-tarsienne des mouvements de haut en bas et d'arrière en avant, à exercer des tractions plus ou moins fortes sur le tendon d'Achille, et une pression sur le gonflement.

M. Nélaton, dans son *Traité de pathologie chirurgicale*, le qualifie de traitement d'empirique, et dit qu'il ne s'applique guère qu'aux entorses datant déjà d'un certain temps. Cet auteur ajoute encore qu'il n'y a peut-être pas de maladies pour lesquelles les rhabilleurs et les rebouteurs soient autant en possession de la confiance du public, que celle qui nous occupe ; il n'est question que de miracles produits par la main de ces ignorants. Il est vrai qu'on ne tient pas compte des accidents auxquels donnent fréquemment lieu ces manœuvres imprudentes.

Toutefois il faut bien reconnaître qu'ils ont quelquefois, sans se rendre compte de ce qu'ils faisaient, rendu de véritables services à certains malades. Leurs manœuvres con-

sistent dans des massages, des frictions, des tractions exa-
gérées, faites en tous sens, pendant une, deux et même trois
heures, jusqu'à ce que toute douleur ait disparu.....

Il paraît certain, au dire de médecins dignes de foi qui
ont été témoins de leur pratique, qu'ils ont quelquefois
obtenu un succès remarquable. Nous ne suivrons pas également ce célèbre chirurgien dans ses réflexions sur la manière dont agissent ces manipulations, et nous ne nous arrê-
terons pas non plus à savoir si ce traitement est empirique ;
seulement nous répondrons, avec la conviction la plus profonde, qu'il guérit non-seulement les entorses anciennes,
celles qui, d'après mes observations, datent de quelques semaines et plus, mais encore les entorses récentes, pour lesquelles les effets des frictions et du massage semblent tenir
du merveilleux, et cela sans employer les tractions exa-
gérées auxquelles ont recours les rebouteurs et quelques
médecins.

Il est donc à souhaiter, au point de vue de l'humanité,
qu'un traitement aussi prompt, aussi doux, aussi simple, et
n'éveillant aucune douleur, entre dans le domaine de la thérapeutique.

Comme le dit M. Nélaton, « ces faits méritent toute l'atten-
« tion des médecins, et il ne faudrait pas repousser un moyen
« utile, systématiquement et uniquement parce qu'il aurait
« été découvert et employé par des hommes étrangers à l'art
« de guérir. »

C'est avec cette pensée que j'ai voulu, après avoir été
témoin d'une cure remarquable opérée sur un de nos cama-
rades par un homme étranger à la science, étudier sérieusement un moyen que je suis autorisé à croire aujourd'hui
aussi rationnel qu'efficace.

Je l'ai heureusement modifié, en supprimant toute espèce

de tractions, en agissant seulement par des frictions et un massage tellement gradués, que j'évite au malade la plus légère douleur, contrairement aux procédés de MM. Lebâtard, Bonnet, etc. etc.

Voici de quelle manière je procède dans l'emploi des frictions et du massage.

Quelle que soit la gravité d'une entorse, je ne m'occupe d'abord que du gonflement et de la douleur, sauf plus tard, lorsque j'ai fait disparaître ces symptômes, à constater les complications et à y remédier.

Le premier temps de l'opération consiste dans de simples frictions, excessivement légères, car j'effleure à peine la peau avec le bout des doigts. Ces frictions sont exécutées avec la face palmaire des doigts réunis, toujours de bas en haut, et de façon à ne pas éveiller la moindre douleur. Après dix, quinze ou vingt minutes, il est rare que l'on ne puisse pas exercer une pression un peu plus forte, que j'augmente ou que je diminue suivant les sensations éprouvées par le malade.

Rarement a-t-on agi ainsi pendant une demi-heure, que déjà le patient accuse un soulagement notable, surtout appréciable lorsque les douleurs sont continues, comme par exemple dans la 7ᵉ observation détaillée plus loin.

Après ces frictions, et lorsqu'on a pu exercer sur le membre endolori une pression que l'on peut évaluer au poids de la main, alors commence le deuxième temps de l'opération, que je nomme le *massage* proprement dit.

Il consiste à agir non-seulement avec les doigts, que l'on écarte plus ou moins, pour les faire glisser dans les gouttières des régions, mais encore avec la paume des mains, de façon à embrasser toute l'articulation et toutes les parties environnantes. Dans ces deux temps, j'ai la précaution d'en-

duire mes doigts et mes mains d'un corps gras, tel que
l'huile d'amandes douces, afin de faciliter leur glissement et
de rendre leur contact plus doux à la peau.

Ce second manuel se pratique en observant la même
graduation que dans le premier, c'est-à-dire d'une manière
douce, moelleuse, et sans secousses. Il faut toujours que les
mains soient promenées dans le même sens, c'est-à-dire de
bas en haut, et qu'elles agissent non-seulement sur les points
douloureux, mais encore sur toutes les parties tuméfiées.
Ainsi, dans l'entorse du pied et du poignet, j'exerce le massage depuis les extrémités des doigts jusqu'au lieu supé-
rieur du tibia ou du radius, en mettant mes mains alternati-
vement dans la position de la pronation et dans celle de la
supination.

Après ces manipulations plus ou moins prolongées, suivant
la gravité de l'entorse, j'arrive à faire opérer à l'articulation des mouvements dans tous les sens : mais cela seulement
alors que les plus fortes pressions faites avec les mains
n'éveillent plus aucune sensation douloureuse.

Si ces mouvements déterminent quelque douleur, je m'en
abstiens alors, pour revenir au massage, jusqu'à ce que de
nouveaux tâtonnements me démontrent que la jointure peut
être fléchie ou étendue, sans que le patient accuse de sensi-
bilité anormale.

Ces mouvements imprimés mécaniquement à la jointure
ne peuvent qu'être très-douloureux, et ne laissent pas que
d'être même dangereux, si on veut les déterminer dès les
premiers temps de l'opération. A notre point de vue, ils ne
sont pas utiles pour la réussite du traitement, et on ne doit
y recourir que comme moyen d'appréciation des résultats
obtenus par le massage.

Je ferai observer ici que, dans plusieurs cas où je considérais la cure comme certaine, j'ai vu le lendemain réapparaître les douleurs, accompagnées d'une réaction plus ou moins forte; alors il m'a suffi de recommencer une seule fois le massage pour faire disparaître ces symptômes. Le plus souvent même, je me suis contenté de prescrire un repos de vingt-quatre heures, et d'appliquer un bandage contentif imbibé d'eau-de-vie camphrée.

Du reste, ce bandage est bon dans tous les cas, et j'engage à le conserver pendant deux ou trois jours, afin de maintenir l'articulation violentée si ce n'est dans une immobilité complète, au moins dans des conditions telles de contention, que ses mouvements demeurent limités.

Quant aux effets, à la durée, au renouvellement de ces manipulations, il est plus facile de les démontrer pratiquement que d'en donner la description, et je crois devoir renvoyer, pour les détails que ces différentes matières comportent, aux observations assez nombreuses que j'ai réunies dans mon mémoire.

Qu'il me suffise de dire que j'ai appliqué la méthode du massage dans des cas récents, anciens et compliqués, et j'en ai toujours obtenu de bons effets, même dans les complications de fracture du péroné, en ce sens que, sous l'influence du massage, la douleur a été singulièrement diminuée. Il va sans dire que, dans ce dernier cas, le massage ne peut être qu'un moyen adjuvant du traitement principal ; mais, pratiqué avec mesure, il favorise la diminution de l'engorgement, diminue la douleur, permet au chirurgien de mieux se rendre compte ensuite de l'état des choses, et d'appliquer le traitement ultérieur que cet état réclame.

Tel est l'exposé de la méthode que j'applique au traitement des entorses.

Si maintenant le nombre de faits que je vais citer ne

paraissait pas assez concluant, je n'hésite pas, tellement ma conviction est grande, à me mettre à la disposition d'une commission pour agir devant elle, si elle le désire, et lui prouver que je n'avance rien qui ne soit exact (1).

OBSERVATION Ire. — *Fait dont j'ai été témoin et qui m'a suscité l'idée d'appliquer les frictions et le massage au traitement des entorses.*

En 1842, à Vesoul, M. Saintenoy, officier au 7e de cuirassiers, fait une chute de cheval et contracte une entorse très-grave au pied droit; la douleur est très-vive, le pied se tuméfie, et des ecchymoses apparaissent rapidement autour des malléoles. Des compresses, constamment arrosées d'eau de Goulard, avaient été prescrites.

Sept ou huit heures après l'accident, M. Chagriau, complétement étranger à l'art de guérir, vint exercer des manipulations sur le pied malade; quoiqu'elles fussent très-douloureuses, cependant une demi-heure s'était à peine écoulée, qu'on fut frappé de la diminution de la tuméfaction; la peau, de fortement tendue qu'elle était, reprit sa souplesse comme par enchantement, et enfin, après deux heures et demie de massage et de tractions dans tous les sens, M. Saintenoy put marcher.

Il boita légèrement pendant deux ou trois jours, puis il fut guéri.

J'ai suivi avec attention la manière dont avait opéré M. Chagriau, et j'étais bien désireux de saisir une occasion pour juger de l'efficacité du massage.

Ce ne fut qu'en 1850 qu'il me fut permis d'en faire une première application.

OBS. II. — M. Jæger, maréchal des logis chef au 7e de cuirassiers, en garnison à Valenciennes, tombe en montant un escalier, se

---

(1) C'est ce que nous avons fait depuis dans plusieurs hôpitaux de Paris.

contourne violemment le pied gauche et contracte une entorse très-forte. Quand je fus prié d'aller le voir, l'accident datait de deux ou trois heures seulement. Ce sous-officier, d'un tempérament sanguin, était sur son lit, ressentant une vive douleur, le pied était considérablement tuméfié et des ecchymoses commençaient à apparaître autour des malléoles. Le moindre toucher exaspère la douleur, ce qui me donne l'idée d'agir avec des frictions et un massage gradué, de manière à n'effleurer d'abord que la peau, puis à augmenter insensiblement la pression selon la sensation plus ou moins douloureuse que le malade éprouverait.

Après trois heures de ces frictions et de ce massage, tuméfaction et douleur avaient entièrement disparu. Le lendemain M. Jæger vaquait à ses occupations ; depuis, il ne s'est pas ressenti de cet accident.

Obs. III. — Cette première cure, connue de quelques personnes, fit qu'on vint me prier de vouloir bien visiter M. Durel, fabricant de sucre aux environs de Valenciennes, lequel, me dit-on, avait une entorse excessivement grave depuis bientôt six semaines. Quoique peu confiant dans le procédé pour une affection aussi ancienne, je me rendis à cette invitation, convaincu que, si je ne guérissais pas, je n'aggraverais pas le mal.

A mon arrivée, on porta M. Durel dans son salon, car il ne pouvait faire le moindre appui sur le pied malade, sans éprouver une syncope. D'un tempérament très-nerveux, très-irritable, M. Durel est très-amaigri, le pied conserve encore un empâtement assez considérable, il a une teinte safranée, le moindre toucher éveille une douleur très-vive.

Après l'avoir prévenu de mon peu d'expérience, mais, dans tous les cas, de la bénignité du moyen que je lui proposais, j'opère des frictions et un massage pendant trois heures. Après ce temps, le pied est à peine douloureux, malgré la forte pression qu'on exerce sur toutes les parties. J'engage alors M. Durel à faire quelques pas ; d'abord il n'ose se servir de son membre malade, mais enfin, encouragé par le peu de douleur qu'il ressent, il prend de l'assurance et fait le tour de l'appartement.

J'applique un bandage légèrement contentif et imbibé d'eau-de-vie camphrée.

Le lendemain et les huit jours suivants, le frère de M. Durel, auquel j'ai démontré la manipulation, continue un massage de deux heures chaque fois.

L'amélioration est de plus en plus grande; aussi huit jours sont-ils à peine écoulés que M. Durel peut se livrer à ses travaux.

Tous les médecins qui avaient été appelés considéraient cette affection comme excessivement grave et pouvant entraîner les suites les plus fâcheuses.

Obs. IV. — En 1856, M. le comte Pajol, lieutenant-colonel au 1er de carabiniers, d'un tempérament nerveux, se casse un bras en tombant et se fait une entorse grave au pied gauche.

Appelé le lendemain de l'accident, je trouve le colonel alité, le pied très-tuméfié et profondément ecchymosé à plusieurs endroits, particulièrement autour des malléoles.

On avait jusque-là prescrit les réfrigérants, qui avaient été très-douloureux dans les premiers instants.

Je procède, pendant deux heures et demie, à des frictions et à un massage gradué, après quoi tuméfaction et douleur ont entièrement disparu. Le colonel se lève et marche comme s'il n'avait jamais rien eu. J'applique le bandage contentif et imbibé d'eau-de-vie camphrée, en engageant le malade à le conserver deux ou trois jours. Depuis, M. le colonel Pajol n'a rien ressenti de cet accident qui venait compliquer celui de la fracture en le forçant à conserver l'immobilité.

Obs. V. — En 1856, mon colonel nous fait prier d'aller visiter M. Guénot, lieutenant à la Garde de Paris, souffrant beaucoup depuis cinq semaines d'une entorse au pied droit.

Cet officier, d'un tempérament nerveux, très-irritable, ne peut s'appuyer sur son pied sans éprouver les plus vives douleurs. Le pied est encore tuméfié, d'une couleur safranée tout autour de l'articulation et jusqu'à la partie inférieure du tibia. J'opère pendant deux heures et demie; après, M. Guénot marche et descend son escalier. Le lendemain cet officier faisait sa visite au colonel, sans boiter; il était complétement guéri.

Obs. VI. — En 1856, M. de Montjoyeux, atteint d'une entorse très-grave, compliquée d'une fracture du péroné, depuis cinq ou six semaines, ne peut, au moment où je suis prié d'aller le voir, se servir de son pied sans éprouver des douleurs très-aiguës.

Depuis le jour de l'accident, il est condamné à garder la chambre et à tenir sa jambe dans une position horizontale.

Il a été traité par les répercussifs et les anodins. Le pied est encore très-tuméfié et entouré d'ecchymoses très-larges, très-profondes, et d'une teinte safranée.

Après un massage de deux heures, la douleur est pour ainsi dire nulle, et M. de Montjoyeux marche avec assez de facilité. Je n'ai pu continuer le massage plus longtemps ce jour-là, à cause de la sensation agaçante que le malade disait éprouver, ce que j'attribuai à son état d'irritabilité et d'impatience.

Le lendemain, je recommence la même opération et successivement pendant une huitaine de jours. A cette époque, M. de Montjoyeux me remercie en assurant qu'il est guéri.

Quinze ou vingt jours après, je le rencontre marchant avec assez de facilité, quoique encore obligé de s'aider d'une canne.

Depuis je l'ai perdu de vue.

Obs. VII. — Mme Stadelhoffer, femme d'un capitaine de la Garde de Paris, d'un tempérament très-nerveux, glisse en marchant dans la rue et se renverse si violemment le pied, qu'elle se fait une luxation complète de l'articulation tibio-tarsienne droite, luxation que Mme Stadelhoffer réduit elle-même en opérant une traction sur son pied ; mais immédiatement après, la douleur et le gonflement deviennent si intenses, qu'il faut faire transporter cette dame chez elle. M. Raymond, médecin aide-major de 1re classe du corps, est appelé pour lui donner des soins. Il prescrit les réfrigérants et diagnostique une entorse des plus graves. Il croit à une fracture du péroné et à des déchirures des tissus fibreux, ce qu'il ne peut sur le moment constater d'une manière certaine, tant la tuméfaction est considérable.

Je suis appelé le cinquième jour, et je trouve Mme Stadelhoffer dans un état d'anxiété et de souffrance difficile à décrire.

L'engorgement est énorme, des ecchymoses profondes se font remarquer tout autour de l'articulation, la peau est fortement

tendue, luisante, et les moindres mouvements ou les plus légers
attouchements exaspèrent les douleurs.

J'opère avec une graduation excessive, et une demi-heure s'est
à peine écoulée, que la malade exprime du bien-être; la peau se
détend, reprend de la souplesse, et enfin, deux heures après, il n'y
a pour ainsi dire plus de douleur qu'à la région du péroné; l'engorgement n'existe plus qu'aux doigts et un peu autour des malléoles.

Je veux tenter de la faire marcher, ce qu'elle fait, mais avec
douleur et un sentiment de faiblesse et de vacillation du pied que
je ne m'explique pas d'abord; mais, après avoir exploré avec beaucoup d'attention, au-dessus de la malléole externe, le point resté
douloureux, je ne tarde pas à constater la fracture du péroné. Une
dépression assez sensible au bas de la malléole interne nous fait
croire aussi à la rupture du ligament latéral. M. Raymond, appelé
de nouveau, constate ces désordres et applique l'appareil de
M. Baudens; à partir de cette opération, cette dame ne souffre plus
un seul instant.

Le vingt-deuxième ou le vingt-troisième jour on lève l'appareil et
l'on trouve encore un peu de tuméfaction autour des malléoles et
des doigts; toute la jambe est ecchymosée.

On recommence le massage pendant deux heures chaque jour,
et le huitième jour Mme Stadelhoffer pouvait faire un appui assez
assuré et marcher avec le secours d'une canne.

Trente-cinq jours après l'accident, la marche est on ne peut
plus libre; seulement de temps à autre, lorsque le temps est plu-
vieux et que Mme Stadelhoffer s'est fatiguée, elle accuse une légère
sensation douloureuse. Mais n'est-ce pas là ce qui arrive le plus
ordinairement à la suite des fractures?

Nous ferons observer que cet accident mal traité pouvait avoir
les suites les plus graves, et que dans tous les cas, combattu par
les moyens ordinaires, sa durée eût été beaucoup plus longue.

Obs. VIII. — Mme Roberger, d'un tempérament lymphatique, se
contourne le pied en descendant un escalier et se fait une entorse
assez grave pour ne plus pouvoir bouger de place.

On porte cette dame chez elle et l'on prescrit les réfrigérants.

Appelé le lendemain, je trouve Mme Roberger alitée, ne pouvant remuer le pied sans pousser des cris. Cette partie est tuméfiée, de légères ecchymoses se font remarquer sur le côté de la malléole externe. J'exerce un massage de deux heures ; immédiatement après, engorgement et douleur ont disparu, et elle peut aussitôt marcher.

Comme dans les autres cas, j'applique le bandage contentif arrosé d'eau-de-vie camphrée étendue d'eau.

Le lendemain, Mme Roberger retire le bandage, et rappelle en marchant beaucoup de nouvelles douleurs ; mais vingt-quatre heures de repos suffisent pour les faire encore disparaître. Depuis il n'y a plus de trace de cet accident.

Obs. IX. — En 1857, M. Pasquier, médecin-major de 1re classe à la Garde de Paris, fait une chute sur le poignet droit et contracte une entorse des plus violentes de cette articulation. La douleur est ressentie dans tout le bras et devient intolérable au moindre mouvement. Trois heures après l'accident, cet officier vient me trouver.

Un gonflement considérable existait aux doigts et à l'articulation du poignet ; la douleur est telle, que M. Pasquier ne peut même pas soutenir une plume pour écrire.

Après un massage de deux heures et demie, toute trace d'accident disparaissant, la main peut exercer tous les mouvements possibles.

M. Pasquier est, comme on doit bien le penser, vivement frappé d'un résultat aussi prompt.

Le lendemain, M. Pasquier me revient, accusant encore d'assez vives douleurs, et cela à notre grand étonnement.

Je lui exprime les craintes que j'ai que cet accident n'ait éveillé des douleurs rhumatismales, dont cette articulation avait été le siége quelque temps avant.

Quoi qu'il en soit, je renouvelle le massage durant deux heures ; de nouveau elles disparaissent, mais cette fois pour toujours.

Obs. X. — En 1857, M. Pasquier me prie d'aller voir le beau-frère d'un de ses amis, atteint d'une entorse assez grave au pied droit.

Dans le but de multiplier mes observations, je me transporte à Montmartre, chez M. Coumans, que je trouve le pied recouvert d'un cataplasme émollient, qu'un médecin de la localité avait prescrit aussitôt après l'accident, et dont on continuait l'usage depuis cinq jours (1).

Ce cataplasme enlevé, je constate un gonflement assez fort de tout le pied, et des ecchymoses autour des malléoles. M. Coumans éprouvait une douleur intense au moindre mouvement; l'appui sans être impossible n'en était pas moins très-douloureux. Un massage de deux heures fit tout disparaître, et le soir même M. C..... m'accompagne à cent ou cent cinquante mètres de chez lui; tout joyeux d'être débarrassé de son entorse. Deux jours après, il m'arrive effrayé de voir autour du mollet et à la partie inférieure de la jambe des ecchymoses considérables. Je le rassure, et depuis il n'a plus rien ressenti de son accident.

Obs. XI. — En 1857, Mme Pinet-Desforets, femme d'un officier de la Garde de Paris, en glissant dans son appartement, se contourne le pied et contracte une entorse violente. Appelé le cinquième jour, je constate un gonflement assez considérable du pied, des ecchymoses autour des malléoles et une douleur très-vive lors de l'appui. Un massage de deux heures fait disparaître tous ces symptômes. Quatre à cinq jours après, cette dame, s'étant trop fatiguée, éprouve de nouvelles douleurs, mais moins intenses. Un nouveau massage, d'une heure et demie ou deux heures, amène le même résultat que la première fois, et sa guérison est complète.

Obs. XII. — Mlle Bleuze, d'une forte constitution, nerveuse, se renverse le pied en marchant dans la rue, et éprouve une assez forte douleur, qu'elle cherche à vaincre en continuant à marcher, même pendant les trois jours suivants; mais cette douleur devint tellement vive, que Mlle Bleuze est obligée de s'aliter.

Ce n'est donc que le quatrième jour que je fus appelé pour lui donner des soins. Elle me dit éprouver des douleurs intolérables, surtout quand elle veut faire appui sur le pied malade.

Il y a gonflement de toute cette partie, et des ecchymoses assez étendues se remarquent autour de l'articulation.

----

(1) Il avait également prescrit un purgatif drastique.

Un massage de deux heures et demie fait tout disparaître, et immédiatement après, Mlle Bleuze marche et descend son escalier sans éprouver la moindre douleur.

J'applique le bandage contentif et je préviens que si le lendemain quelques douleurs se font encore sentir, on n'ait pas trop à s'en inquiéter, que ce ne serait qu'une légère réaction observée par nous plusieurs fois : cette réaction s'opéra en effet, mais sans autre accident.

Depuis Mlle Bleuze n'a plus rien ressenti.

Obs. XIII. — Mme Grand, d'un tempérament lymphatique, tombe en descendant un escalier et se contourne le pied.

À l'instant même, l'appui est impossible. Trois heures après, j'opère un massage d'une heure et demie : immédiatement gonflement et douleur avaient entièrement disparu. Le lendemain, légère réaction ; mais le surlendemain, guérison complète.

Obs. XIV. — Le brigadier Lucas, du 2e escadron de la Garde de Paris, d'un tempérament nerveux, glisse dans la cour du quartier, et se fait au pied gauche une entorse des plus graves. Immédiatement il met son pied sous la pompe, mais la douleur est tellement vive, qu'il éprouve une syncope : on le transporte dans sa chambre.

M. Raymond prescrit d'abord les réfrigérants, et trois heures après j'applique le massage.

Le brigadier est sur son lit, souffrant modérément, mais ayant une tuméfaction énorme à la malléole externe, et tout autour, la peau prend une légère teinte bleuâtre.

Je le masse une heure ; puis je fais continuer cette opération par le garde attaché à l'infirmerie régimentaire, afin de l'exercer à ce manuel, ce qu'il fait avec assez d'intelligence pendant deux heures.

Après ce temps, la tuméfaction a disparu ; seulement lorsque l'on appui le doigt sur le centre de la malléole, le malade éprouve un sentiment douloureux.

Malgré cela je l'engage à marcher, ce qu'il fait sans trop boiter.

Le lendemain, le brigadier peut se rendre à la visite du docteur. L'ecchymose est considérable à la partie inférieure du tibia, la douleur persiste au même point. Le garde le masse de nouveau dans la journée pendant deux heures, et malgré cela la douleur est encore ressentie. M. Raymond et moi sommes convaincus qu'il y a déchirure des tissus fibreux et que quelques jours de repos suffiront pour en amener la cicatrisation.

Il n'en est pas moins vrai que, dans ce cas, par le déplacement des liquides épanchés, on a conjuré les principaux effets consécutifs d'une entorse, que M. Raymond considérait comme excessivement grave.

L'homme qui fait le sujet de cette observation est aujourd'hui (novembre 1859) au quatrième jour de son accident, n'éprouvant dans l'immobilité aucune douleur, et dans la marche qu'une douleur supportable.

Après quelques jours tout était disparu.

Obs. XV. — Recueillie par M. Raymond, aide-major de 1re classe au corps, qui, frappé des résultats dont il a été témoin, vient d'en faire une heureuse application sur M. Verreaux, lequel, en glissant sur le sol, contracte une entorse à ne pouvoir plus se relever.

Le massage, exercé pendant une heure après l'accident, permet à M. Verreaux de regagner sa demeure. Là l'opération fut renouvelée, elle dura encore environ une heure, et tout symptôme de maladie disparut.

Obs. XVI. — M. Potter, élève à l'École supérieure de commerce, tombe, en jouant au cheval fondu, sur le poignet droit et contracte une foulure des plus graves. Appelé le lendemain de l'accident, je constate une tuméfaction encore assez forte du poignet, de la main, et de l'extrémité inférieure de l'avant-bras; au moindre mouvement la douleur est vive. M. Gervais (de Caen), directeur de l'établissement, à qui M. Richard (du Cantal) avait raconté quelques-uns de mes succès, et auxquels il ne voulait pas croire, avait lui-même exercé des frictions et le massage pendant une heure, qui avaient amené, à son grand étonnement, une amélioration très-sensible (quelques jours avant, je lui en avais démontré le manuel).

Je continuai donc quelques heures après lui ces mêmes manipulations, et également pendant une heure; leur action, sans être tout à fait complète, n'en amena pas moins la disparition de l'engorgement, et aux doigts la liberté de se mouvoir. La douleur ne se faisait plus ressentir que quand le malade agissait avec un peu de force. Le lendemain, je recommençai pendant encore une heure ces mêmes manipulations, qui, à peu de chose près, firent disparaître tous les symptômes de cet accident. M. Gervais continua par précaution encore deux fois le massage, puis cet élève partit en permission de huit jours, et revint parfaitement guéri, au grand étonnement du médecin de l'établissement.

M. Gervais m'a dit avoir opéré depuis, avec une grande rapidité et un succès complet, sur un autre de ses élèves, qui s'était fait une entorse d'une phalange, ayant occasionné un gonflement considérable de la main et des douleurs très-vives.

Obs. XVII. — M. Gervais nous fit voir aussi un de ses serviteurs, souffrant depuis six mois d'une entorse, qui avait résisté à une foule de traitements, et qui l'empêchait souvent de se livrer à son travail.

Il existait encore du gonflement autour des malléoles et une douleur assez forte quand on faisait opérer la flexion tibio-tarsienne. Je lui démontrai le manuel des frictions et du massage, en lui recommandant de se les faire exercer par un des siens, et de s'appliquer constamment un bandage contentif, imbibé d'eau-de-vie camphrée. Il ne tarda pas à être sensiblement soulagé, et M. Gervais nous a dit que la cure complète avait suivi de près ce prompt soulagement.

Obs. XVIII. — M. Didier, dans une chute de cheval, contracte une entorse très-grave du pied droit. Les premiers moyens employés pour la combattre furent les réfrigérants et le bandage contentif.

Quelques jours après leur emploi, il fallut se hâter d'enlever le bandage et cesser les réfrigérants, attendu que la douleur était insupportable et que la tuméfaction des doigts du pied était considérable; ils avaient pris une teinte d'un noir bleuâtre qui indiquait qu'ils allaient être frappés de sphacèle.

On eut recours aux anodins, et le dix-huitième jour après l'accident je fus appelé pour lui donner des soins. C'était là un nouveau sujet d'étude pour moi, très-incertain si j'allais, par des frictions et du massage, faire disparaître le gonflement et le fourmillement continu et insupportable qu'il éprouvait.

Malgré cela, je n'hésitai pas et me mis à l'œuvre: Une heure et demie de frictions et de massage suffirent pour amener une telle amélioration, que le malade put marcher de la rue de Provence jusqu'au boulevard des Italiens avec assez de facilité.

Pendant quatre fois, j'ai renouvelé cette opération, en mettant un intervalle de deux jours; puis M. Duval put marcher librement.

Obs. XIX. — M. Louis, aide-major au 96ᵉ régiment de ligne, désireux de me voir opérer, m'invite à visiter un sergent-major de ce régiment, qui, en glissant dans les escaliers de la caserne Sully, se fait une entorse assez violente pour que l'appui soit impossible.

Cet accident date de deux jours, lorsque je vais le voir : le pied est assez fortement tuméfié, et des ecchymoses se font remarquer autour des malléoles. J'exerce les frictions et le massage en présence de M. Louis, pendant une heure un quart. Ce temps suffit pour faire tout disparaître. Le malade descend les escaliers, n'éprouvant qu'une légère gêne. Le lendemain il s'opère une légère réaction, et quelques jours après il n'y a plus rien.

Obs. XX. — M. Général, commis-voyageur, glisse dans un escalier, se fait une entorse assez forte au pied droit, pour que l'appui soit impossible. Je vais le voir le lendemain de l'accident, et après une heure un quart de frictions et de massage, tous les symptômes disparaissent. Je lui fais descendre immédiatement après trois étages, et il va rendre visite à son patron. Pas de réaction, guérison complète.

Obs. XXI. — M. Clerc, chef d'escadron, écuyer de Son Altesse Impériale le Prince Napoléon, me prie de donner des soins à un jeune postillon qui, en tombant de cheval, se fait une luxation incomplète de l'articulation scapulo-humérale gauche, qu'il a réduite lui-même en opérant une forte traction.

Lorsque je le vis, les douleurs dans les mouvements les plus bornés sont excessivement vives; il est obligé de prendre son bras de la main droite puis de le placer en écharpe. Deux heures de fric-

tions et de massage suffisent pour permettre les mouvements dans
tous les sens, et porter sa main derrière la tête. Il peut remettre
son habit et sa cravate, ce qui lui eût été impossible avant. Cependant dans certains mouvements il y a encore une sensation
douloureuse. Je lui recommande de se faire faire ces manipulations
par un des siens.

Huit jours après, M. Clerc nous dit qu'il a repris son service.

Obs. XXII. — M. Penon, tapissier, vient me trouver de la part
de Son Altesse Impériale le Prince Napoléon, pour que je veuille
bien visiter son fils, qui, depuis deux ans, souffre d'une entorse
au pied droit, contractée en descendant de chemin de fer.

Chez ce sujet, il existe un léger empâtement autour des malléoles ; la marche, sans être impossible, est très-gênée, même
douloureuse après un peu de fatigue.

A ma première visite, un massage d'une heure et demie apporte
une amélioration tellement sensible, qu'il marche le lendemain
une partie de la journée.

Le surlendemain, la douleur est à peu près la même, ce que
j'attribue à l'imprudence de la veille. Nouveau massage d'une heure
et demie, même amélioration ; mais même imprudence le lendemain.

Enfin, à ma troisième visite, M. Penon m'avoue qu'il désire en
rester là, attendu que son médecin lui a assuré que ce serait
perdre du temps, qu'il était préférable de se soumettre aux douches
d'eau froide, dont il croyait assurer l'efficacité.

Sans doute pendant deux ans il n'y a pas eu perte de temps ; je
n'insistai pas et ne revis plus le malade. Toutefois je regrette de
n'avoir pu m'assurer des effets d'un massage prolongé dans une
affection aussi ancienne (1).

Obs. XXIII. — M. le comte Daru, ayant contracté une entorse
au pied droit, se fait traiter par un rebouteur, qui, par des tractions dans tous les sens, le fait horriblement souffrir. Il n'en
éprouve pas moins après un grand soulagement.

---

(1) J'ai acquis depuis la conviction que je l'eusse guéri assez
promptement.

Lorsque je le vois, trois sem[...]
encore un peu tuméfié[...]
un peu de fatigue et la doul[...]

J'exerce un massage de [...] x h[...]
m'accuse une grande amélioration. Il est c[...] é si c e[...]
douleur reparaît, il me fera appeler de nouveau.

Quelques jours après, nous apprîmes qu'il était complétement
guéri.

Obs. XXIV. — M. Sentetz, chef d'escadron au 2e de carabiniers,
dans une chute avec son cheval, se fait une foulure excessivement
grave au poignet droit. Le lendemain de l'accident, je suis appelé
pour le visiter. Jusque-là on avait employé les réfrigérants et un
bandage contentif.

La tuméfaction de toute la main, du poignet, est encore très-
forte, au moindre mouvement la douleur est violente; à peine si
le malade peut faire mouvoir les doigts, leur flexion est impossible.

J'exerce les frictions et le massage, en présence de M. Rossignol,
médecin principal à l'hôpital de Versailles. Une demi-heure s'est
à peine écoulée, que M. Sentetz me dit éprouver un mieux sensible; après une heure, disparition presque complète de l'engorgement; les doigts peuvent être mus facilement, leur flexion se
fait dans une assez grande étendue.

Enfin deux heures encore de ces manipulations font disparaître
tout gonflement.

Mais, lorsque je veux faire faire des flexions aux articulations,
une douleur assez vive persiste au niveau de l'articulation de la
première phalange du pouce avec l'os carpien et s'irradie jusqu'à
son extrémité.

Je prolonge le massage encore une heure, ce qui le porte à
quatre heures, dans l'espoir de faire disparaître cette douleur,
mais c'est en vain.

Je recommence le lendemain pendant deux heures, même insuc-
cès; la douleur cependant est moins vive.

La persistance de cette douleur au même point me fait croire que
là existe une lésion que je ne puis constater : une déchirure ou une
rupture d'un ligament interarticulaire par exemple, complication
contre laquelle assurément le massage ne peut rien. J'applique

un bandage légèrement imbibé d'eau-de-vie camphrée, convaincu qu'après le temps moral suffisant pour la cicatrisation de ces désordres, le mieux ne tardera pas à apparaître ; en effet, sept jours après, il n'y avait plus rien. Cette dernière observation peut me faire croire que lorsque après deux heures et demie ou trois heures au plus de frictions et de massage, on n'est pas arrivé à faire disparaître tous les symptômes d'une entorse, on peut être autorisé à croire qu'il y a déchirure, rupture ou fracture : on sait que ces accidents sont quelquefois impossibles, ou du moins très-difficiles à constater, même la fracture du péroné, lorsque le gonflement est considérable. Alors l'immobilité et le temps seuls peuvent amener la guérison complète. Quoi qu'il en soit, dans ces cas, par le massage on n'en aura pas moins fait disparaître les symptômes qui ne sont pas les moins graves (douleur et gonflement).

Obs. XXV. — M. Franconi, vétérinaire de la maison de S. M. l'Empereur, en sautant un fossé, se fait une entorse des plus violentes ; il est forcé de rester sur place pendant près d'une heure, et c'est avec les plus grandes douleurs qu'il peut ensuite regagner son habitation.

Appelé le lendemain pour lui donner des soins, je constate un gonflement considérable de la malléole interne. M. Franconi avait employé jusqu'à ce moment les réfrigérants. Il me dit que c'était pour la troisième fois qu'il contractait une entorse à ce pied, et que chaque fois il était resté six à sept semaines sans pouvoir marcher.

Après avoir exercé le massage pendant deux heures, tous les symptômes disparaissent comme par enchantement. Le lendemain, il peut vaquer à ses occupations, et quelques jours après il n'éprouve absolument rien.

Telles sont les observations que je soumets au tribunal de la science ; avec la conviction la plus profonde, je le répète, que les frictions et le massage, tels que je les emploie, sont les moyens les plus prompts, les moins douloureux, et, dans presque tous les cas, les plus certains pour guérir les entorses.

J'ajouterai que M. Barthez, médecin en chef de l'hôpital de Vichy, auquel j'ai fait part de mes observations, pense qu'il serait peut-être possible d'employer ce moyen avec avantage, pour combattre d'autres affections; que dans ce but, il serait utile d'exercer des hommes à ces sortes de manipulations, surtout dans les établissements tels que ceux de Bourbonne, Vichy, etc. etc.

Toutefois ce n'est là qu'une simple opinion; l'expérience est chargée de confirmer ou d'infirmer.

Appendice.

Pour ne point trop multiplier les observations que j'ai relatées dans le mémoire que j'ai déposé sur le bureau de l'Académie de Médecine, j'ajouterai seulement le nom des personnes que j'ai guéries depuis.

M. Roger. — Tiraillement des ligaments suspenseurs d'une rotule.

M. de Forion.—Accidents consécutifs à luxation de l'articulation scapulo-humérale, tels que gonflement et douleur.

M. Reynal, professeur à l'École d'Alfort, membre de l'Académie de Médecine. — Entorse récente d'un pied.

M. Marquisan, fils du lieutenant-colonel de l'infanterie de la Garde de Paris. — Entorse récente d'un pied.

M. de Lamotte. — Entorse d'un pied, datant de trois semaines.

M. de Rosière, lieutenant au 18e de ligne. — Entorse d'un pied, datant de dix-huit jours.

M. Janse, agent de change. — Entorse récente d'un pied.

M. Oger, agent de change. — Entorse très-ancienne d'un pied.

Mme Portevin. — Entorse ancienne d'un pied.

M. Louis. — Foulure récente du pouce.

M. Laurent, employé au Ministère de la guerre. — Entorse d'un pied, datant de trois semaines.

M. Gachinard. — Entorse ancienne d'un pied.

Mme Ducas. — Entorse de quelques jours d'un pied.

M. Violet. — Entorse avec fracture du péroné; guérison complète vingt-cinq jours après l'accident.

M. le comte de Nieuwerkerke, directeur des musées impériaux. — Entorse très-grave du pied, avec des désordres à l'articulation; massage très-prolongé. Récemment une nouvelle entorse au même pied, promptement guérie.

M. Ney d'Elchingen, lieutenant au 1er de chasseurs d'Afrique. — Entorse récente d'un pied : à ce même pied, cet officier avait eu, à la campagne d'Italie, une entorse avec fracture du péroné.

Mme DE CAMBIS. — Entorse d'un pied, datant de dix-sept jours.

M. BROUILLANT. — Entorse très-ancienne d'un pied.

M. MERCIER. — Entorse récente d'un pied.

Miss ***, attachée à la maison de Mme la princesse Murat. — Entorse récente d'un pied.

M. BARRY, médecin-vétérinaire à Paris. — Entorse récente du poignet.

M. PASQUIER, gendarme de la Seine. — Entorse de six semaines d'un pied.

M. RIVIÈRE. — Entorse d'un pied. L'observation a été publiée par M. le Dr Cointet, dans le *Moniteur des sciences médicales* du 4 juin 1861.

M. LUBET, capitaine à la gendarmerie de la Garde impériale. — Entorse récente d'un pied. Ce fait a été communiqué au Conseil de santé par M. Fropo, médecin - major de 1re classe de ce même régiment.

M. DE COURCELLES. — Entorse d'un pied, datant de huit jours.

J'ai également fourni des faits dans plusieurs hôpitaux de Paris :

A l'Hôtel-Dieu, dans le service de M. Robert, membre de l'Académie de Médecine ;

A la Charité, dans le service de M. Michon ;

A l'hôtel des Invalides, dans le service de M. Périer, médecin principal ;

A l'hôpital Beaujon, dans le service de MM. Malgaigne et Huguier, membres de l'Académie de Médecine.

J'avais lieu de croire qu'après ces dernières obervations, qui viennent corroborer d'une manière bien évidente celles que j'ai relatées dans mon mémoire, on me tiendrait compte du dévouement que j'ai apporté à la chose, en hâtant le rapport de la commission, composée de MM. Malgaigne, Nélaton et Bouley.

Depuis deux ans bientôt, je suis encore à l'attendre.

Dans la pensée donc de propager la méthode, et dans

l'intérêt de l'humanité, je me suis décidé à publier mon mémoire sans la sanction de l'Académie, sanction qui m'eût largement récompensé de mes peines.

M. Guenot, ex-étudiant en médecine, actuellement capitaine de gendarmerie à Rambouillet, qui fait le sujet de la 5e observation, et auquel j'ai démontré ce manuel, compte au moins 150 cures dans l'espace de quatre années, entre autres 2 pour lesquelles on craignait les suites les plus funestes, particulièrement chez Mme Dubois de Jancigny mère, qu'il a traitée sous les yeux de M. le Dr Marchal (de Calvi).

www.ingramcontent.com/pod-product-compliance
Ingram Content Group UK Ltd.
Pitfield, Milton Keynes, MK11 3LW, UK
UKHW020037080726
13614UKWH00004B/1823